CONFÉRENCE

SUR L'ÉDUCATION PHYSIQUE

DES ENFANTS

PAR

Le Dr MOTAIS,

Docteur en médecine de la Faculté de Paris.
Chef des travaux anatomiques à l'École de médecine d'Angers,
Membre de la Société de médecine d'Angers.

ANGERS

IMPRIMERIE P. LACHÈSE, BELLEUVRE ET DOLBEAU
13, — Chaussée Saint-Pierre, — 13.

1877

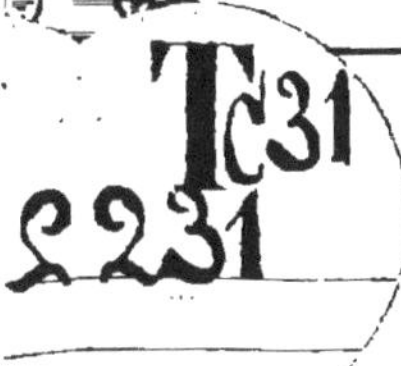

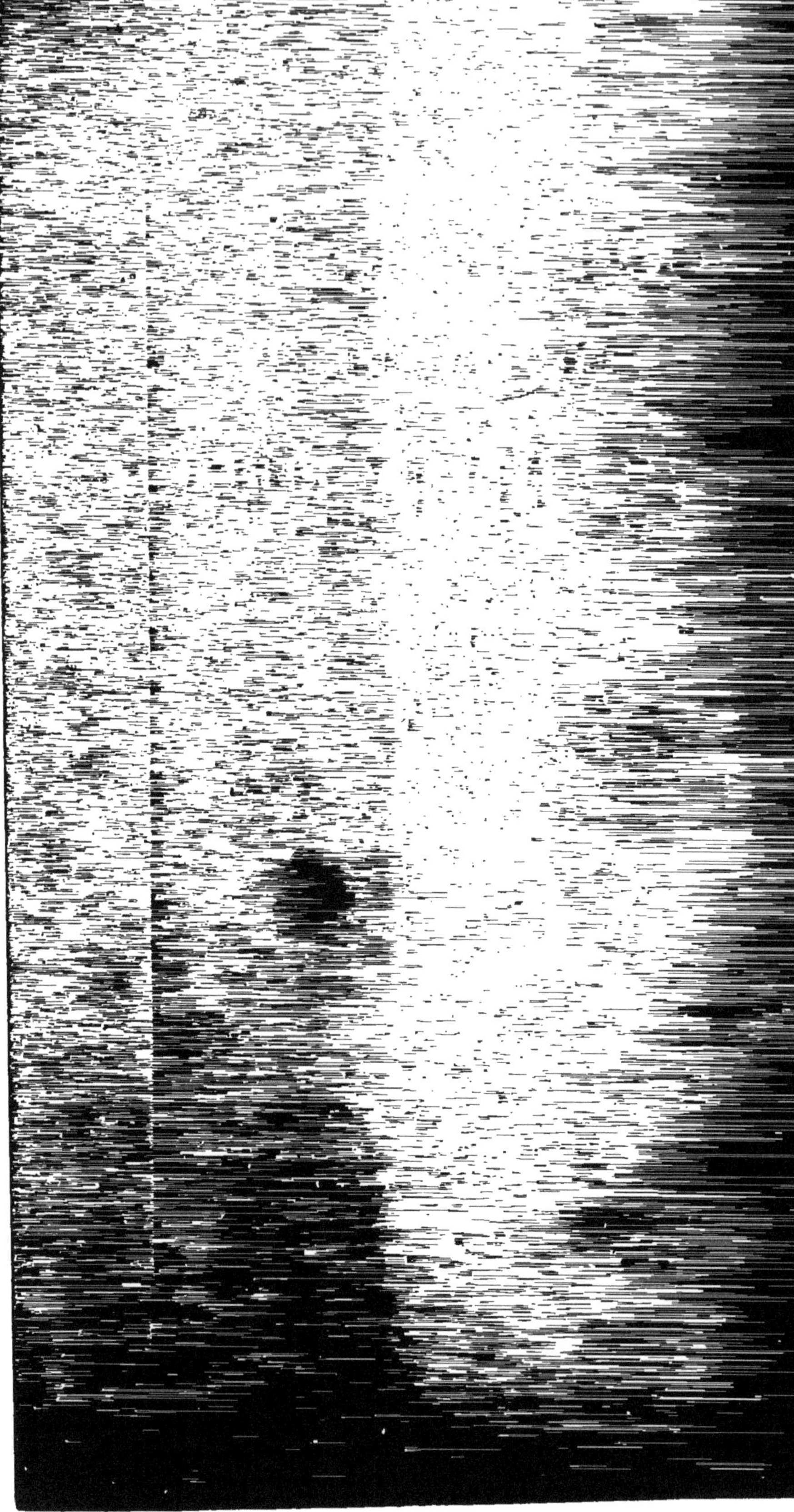

CONFÉRENCE

SUR L'ÉDUCATION PHYSIQUE

DES ENFANTS

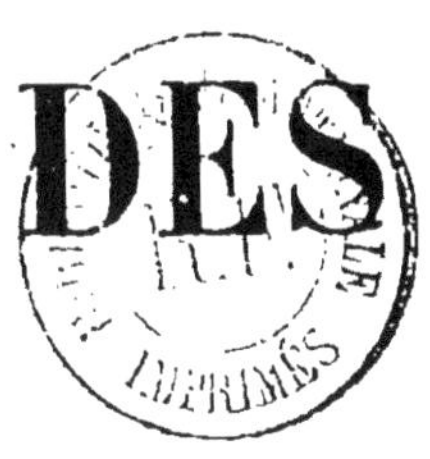

PAR

Le Dr MOTAIS,

Docteur en médecine de la Faculté de Paris.
Chef des travaux anatomiques à l'École de médecine d'Angers,
Membre de la Société de médecine d'Angers.

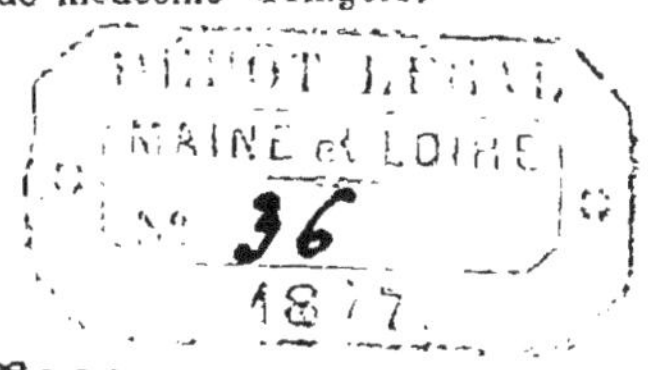

ANGERS

IMPRIMERIE P. LACHÈSE, BELLEUVRE ET DOLBEAU

13, — Chaussée Saint-Pierre, — 13.

1877

ÉDUCATION PHYSIQUE

DES ENFANTS

Mesdames, Messieurs,

L'affection des parents pour leurs enfants est de tous les sentiments, le plus universel, le plus durable et le plus profond. Nous, médecins, nous sommes mieux placés que personne pour observer les soins incessants dont on entoure les enfants, la sollicitude avec laquelle on les surveille, la douleur muette du père, le désespoir de la mère lorsqu'un danger les menace.

Il est vrai que ces existences naissantes sont bien fragiles. Avant que l'oiselet puisse voler de ses propres ailes, avant que le bourgeon se soit élancé en de solides rameaux, avant que l'enfant soit devenu un homme fait, bien des périls sont à craindre !

Comment les écarter ? Quelles précautions sont à prendre pour préserver les enfants des nombreuses maladies auxquelles leur âge les expose et pour en faire plus tard des jeunes gens robustes, capables de livrer le rude combat de la vie? Quelle est, en un mot, la meilleure méthode à suivre pour l'éducation physique des enfants?

Ce sujet est d'une grande importance au point de vue de chaque parent en particulier ; mais il offre un intérêt plus grand encore au point de vue de l'hygiène et de la santé publique en général, s'il est vrai, comme on l'affirme de tous côtés, que les générations qui se succèdent, — surtout depuis le commencement de ce siècle, — sont de moins en moins saines et robustes ; s'il est vrai qu'un nombre considérable d'enfants naissent, de nos jours, avec un tempérament faible et maladif.

Interrogez les vieillards; ils vous répondront invariablement :

« Autrefois nous étions solides : c'était le

bon temps! Les jeunes gens d'à-présent ne sont plus bons à rien! »

Je sais bien qu'il ne faut pas accorder créance entière au vieillard qui parle du temps passé. Il revoit toujours ses vingt ans à travers le mirage lointain de la jeunesse qui lui donne cette dernière et douce illusion : l'illusion du souvenir.

Mais d'autres témoignages sont là.

Les conseils de révision constituent une sorte d'enquête annuelle, faite en grand, sur la population jeune. Or, les conseils de révision constatent qu'il est de plus en plus difficile d'arriver au recrutement du contingent. « On trouve à peine de quoi faire de la chair à canon, » suivant l'expression d'un chirurgien de l'armée.

Le docteur Louis disait déjà, en 1840 : « La génération actuelle n'a pas — au point de vue du tempérament physique — la force de résistance de celle qui s'est éteinte au commencement du siècle dernier. »

Le docteur Morel, revenant, en 1860, d'un voyage scientifique en Europe, écrivait : « J'entendais partout les médecins se plaindre du nombre croissant des aliénés, de la paralysie générale, de l'épilepsie, des scrofules, etc. »

Tous les ouvrages récents de médecine, tous les médecins, sans exception, expriment cette conviction : que la constitution médicale dominante est l'anémie, l'appauvrissement du sang.

Je n'ai pas à étudier aujourd'hui les causes de cet état de choses peu rassurant pour l'avenir des familles et de la race humaine en général.

Je me contenterai de signaler l'influence des passions, — ou plutôt de l'abus qu'on en fait, — car chacune d'elles répond à un besoin légitime, et leur satisfaction n'est que le fonctionnement régulier de l'organisme. Mais on peut dire, sans exagération, que la plupart des hommes emploient la première moitié de leur vie à se créer des maladies, et qu'ils consacrent la seconde (s'ils y arrivent) à essayer de les guérir.

De tous ces excès, l'alcoolisme est celui dont les conséquences sont les plus funestes. Personne n'ignore les désastreux effets de l'ivrognerie.

Mais l'alcoolisme ne nous apparaît pas toujours sous la forme d'un pauvre diable par trop chancelant auquel la loi, dans sa sollicitude touchante, offre le bras d'un sergent de ville et un gîte assuré au bureau de police.

Il y a ce qu'on pourrait appeler : *l'alcoolisme de bonne compagnie* dont les victimes sont fort nombreuses ; j'en dirai quelques mots, parce qu'il a une influence des plus directes sur la constitution des enfants.

Les alcooliques dont je parle sont les jeunes gens pour lesquels la fréquentation du café est devenue une habitude, qui prennent tous les jours une certaine quantité de liqueurs, et surtout de vermouth et d'absinthe ;

Ces joyeux convives qui dînent en ville *très-souvent* et ne peuvent s'empêcher de commettre *très-souvent* de légers excès ;

Ces commerçants qui ne croient pas pouvoir conclure une affaire sans trinquer à plusieurs reprises ;

Toutes ces personnes, en un mot, qui boivent tous les jours UN PEU trop de liquides alcooliques.

Faites observer qu'une telle habitude est loin d'être inoffensive, on vous répondra, non sans étonnement : « Je bois un peu, il est vrai, mais je ne me dérange jamais ! »

Toutefois, si ces messieurs voulaient y prêter attention, ils s'apercevraient que, chaque soir, ils sont un peu animés, qu'ils ont le rire et le parler plus expansifs, la circulation excitée, le teint plus coloré ; qu'ils sont, à n'en pas douter, sous l'influence de l'alcool.

La dose du poison est légère ; mais continuée pendant des mois et des années, elle amène fatalement à ce résultat terrible : l'alcoolisme. Peu à peu l'appétit disparaît, les digestions deviennent pénibles, le tremblement des mains se montre, l'intelligence s'appesantit et ne se réveille que sous des doses d'excitant de plus en plus fortes. Le mal est fait ; le sang et l'organisme tout entier sont profondément altérés.

Les imprudents qui n'ont pas su résister à cette habitude sont donc les premières victimes ; mais leurs enfants en souffrent plus cruellement encore.

Le nombre est immense des enfants chétifs, scrofuleux, poitrinaires qui recueillent ce triste héritage de l'alcoolisme de leur père. L'expérience a prouvé de plus, dans les prisons et les maisons de correction, que la plupart des enfants à instincts vicieux et corrompus, à perversité précoce et irrémédiable, étaient nés de parents adonnés à l'alcool. Lorsque les choses ne vont pas aussi loin, les enfants des alcooliques sont toujours nerveux, faibles, prédisposés à toutes les maladies.

Ces quelques considérations auxquelles je dois me borner suffisent, sans doute, pour vous faire voir que le problème de l'éducation physique des enfants sera singulièrement simplifié, ou compliqué par les parents eux-mêmes.

En observant une conduite régulière, des habitudes sobres, une hygiène bien entendue, ils amasseront ce que j'appellerais volontiers un capital de force et de santé, capital qu'ils transmettront sûrement à leurs enfants.

Ceux-ci naîtront avec une constitution solide qui se développerait seule et triompherait par sa propre vigueur même d'un mauvais système d'éducation.

Mais, comme nous l'avons constaté avec regret, — que la faute en soit à l'inconduite des parents, ou à des causes plus générales, — les dernières générations vont en s'affaiblissant graduellement. La plupart des enfants naissent avec une santé débile et, s'ils ne sont pas régénérés, pour ainsi dire, par une éducation sage et rationnelle, ils s'étiolent de plus en plus.

Lorsque vient l'âge de l'adolescence, lorsque la fleur de la jeunesse doit s'épanouir, on la voit le plus souvent s'incliner sur sa tige flétrie, se faner et mourir sans pouvoir supporter les premiers rayons du soleil de la vie !

Essayons de prévenir ces tristes résultats en recherchant quelle est la meilleure méthode d'éducation de l'enfance.

Lorsqu'un nouveau-né est venu compléter la famille, tout le monde, autour de lui, est mis en émoi par ce grand événement.

La mère souriante et déjà reposée goûte par avance les douceurs de la maternité. Le père contient à peine sa joie mêlée d'un peu d'orgueil. Les grands parents poussent des cris d'admiration devant ce petit être qui s'agite, inconscient de tout ce bruit, et ne se doute guère de l'importance qu'on lui donne.

Mais déjà, dès la première heure, nous avons à le défendre contre des préjugés populaires.

Dans les pays vignobles, — en Anjou notamment, — il est d'usage d'humecter ses lèvres avec quelques gouttes de vieux vin blanc débouché pour la circonstance. C'est au moins inutile. Un peu de tilleul, ou d'eau sucrée ferait bien mieux son affaire et le goût du vin d'Anjou vient toujours assez vite.

Si l'enfant est fort, vigoureux, et qu'on propose de le peser pour constater sa belle venue, les voisines protestent énergiquement parce que cela porte malheur. *Tout enfant pesé à la naissance ne vivra pas!*

Tout cela est peu sérieux. Il n'en est pas de même de l'affreux supplice du maillot avec lequel on torture toujours les enfants dans la ville aussi bien que dans les campagnes. Les jambes et quelquefois les bras sont serrés dans un vêtement de laine avec toute la vigueur des poignets de la nourrice. Si l'enfant, dans cette espèce d'étau ou de coque rigide, peut être posé par terre et rester debout, droit comme une planche, son maillot est réussi.

Cette coutume est tellement enracinée qu'il n'est pas toujours prudent au médecin de réagir contre elle. Il court le risque de perdre son prestige aux yeux des gardes-malades et des docteurs en jupons du quartier.

Le docteur Donné, qui a publié, sous le titre de *Conseils aux mères*, un livre charmant et instructif, se félicite de la disparition du maillot en France. Le docteur Donné, on le voit, n'a pas exercé la médecine dans nos contrées.

Fonssagrives a dit plus vrai : « *La routine est à l'abri des révolutions. La Bastille tombe, le maillot reste!* »

Pour justifier cet usage, on prétend qu'il empêche les membres des enfants de subir des déviations. C'est une erreur. Lorsque les nouveau-nés sont atteints de cette malheureuse tendance à la déformation des membres, cela tient à un état maladif des os. Le maillot n'y fait rien ; il faut un traitement spécial et des appareils plus sérieux. Dans tous les cas, au contraire, cette coutume barbare prive les enfants du seul exercice auquel ils puissent se livrer à cet âge en agitant librement les bras et les jambes. Aussi le sang circule moins bien, les digestions sont moins bonnes, la santé tout entière est compromise.

Au lieu de ficeler le nouveau-né comme un paquet inerte, on doit l'envelopper avec des vêtements suffisants pour le préserver du froid, mais laisser à ces vêtements l'ampleur nécessaire pour que les membres de l'enfant s'y meuvent à leur aise.

Je recommanderai, dès le premier jour, de ne pas donner de mauvaises habitudes au nouveau-né et surtout l'habitude du berçage.

Si l'on n'y prend garde, cet être si faible devient bientôt un véritable despote.

Lorsque, cédant à ses cris, la mère s'empresse de le faire sauter dans ses bras, de le coucher près d'elle ou de le bercer, l'enfant s'en aperçoit presque immédiatement. Il crie ensuite uniquement pour qu'on satisfasse son caprice, et cette tyrannie s'exerce le jour et la nuit jusqu'à devenir très-préjudiciable à la santé de la mère qu'elle empêche de prendre un repos nécessaire.

A ce propos je dois vous dire quelques mots des cris de l'enfant et de leur signification. On distingue à l'enfant trois sortes de cris : les cris de douleur, les cris de besoin et les cris d'exercice. Les cris de douleur et de besoin seront apaisés en enlevant leur cause. Mais l'enfant crie très-souvent pour exercer ses poumons. Il crie comme nous parlons, et, de même qu'on voit assez souvent des grandes personnes bavardes, de même, on voit souvent des enfants criards.

L'un est aussi ennuyeux que l'autre, mais il faut savoir les supporter. La mère qui ne sait pas supporter les cris de son enfant, dit un vieux proverbe, n'est pas digne d'être mère. J'ajouterai qu'il est extrêmement imprudent de donner aux nouveau-nés, — comme on le fait très-souvent, — une infusion de pavot pour les apaiser. Le pavot agit par l'opium qu'il contient et l'opium est un médicament des plus dangereux à cet âge.

Le nouveau-né ne vit que pour se nourrir. Toutes les autres fonctions restent, pour ainsi dire, à l'état latent. Les fonctions digestives seules s'exercent avec énergie.

Aussi l'hygiène du nouveau-né se résume-t-elle en grande partie dans une seule question : celle de l'allaitement.

Depuis les éloquents plaidoyers de J.-J. Rousseau, personne ne doute plus de l'excellence de l'allaitement maternel. Dans le double intérêt de la mère et de l'enfant, l'allaitement maternel doit toujours être préféré lorsqu'il n'est pas absolument impossible.

L'enfant a besoin de mille petits soins, de mille attentions que la sollicitude de la mère pourra seule lui donner. Des nourrices à gages, quelque dévouées qu'elles soient, ne la remplaceront jamais.

La mère, de son côté, ne peut que gagner à remplir l'une des fonctions naturelles qui lui sont spécialement imposées par son organisation. Lorsqu'elle allaitera son enfant, les suites de l'accouchement seront plus simples, plus normales. Les abcès des seins et autres accidents sérieux seront beaucoup plus rares.

Au point de vue du sentiment, l'allaitement maternel n'est pas moins justifié. Il s'établit entre le nourrisson et celle qui l'allaite une affection toute particulière et souvent très-vive.

Cela se conçoit. Le seul bonheur de ce petit être, qui est bien la Gourmandise incarnée, c'est de téter et de téter encore. Avec quelle ardeur il saisit la mamelle ! Comme il aspire avec avidité, — le glouton ! — fermant à-demi les yeux et pressant le sein avec ses mains potelées pour le rendre plus généreux !

Pendant qu'il boit, la mère le tient doucement dans ses bras, immobile de peur de le troubler, lui disant de ces mille riens charmants, de ces mots sans suite qui n'auraient de sens dans aucune langue, mais qui sont le *patois maternel*, et, la tête penchée sur lui, l'enveloppe d'un regard indéfinissable tout empreint de tendresse et de dévouement. Elle s'absorbe dans cette contemplation. Pour elle, il n'est plus rien au monde, rien que ce *tout petit* qu'elle a déjà formé de son sang et qu'elle nourrit maintenant de son lait.

Or l'enfant se rend compte, — beaucoup plus tôt qu'on ne le croit généralement, — de ce qui se passe autour de lui.

Il s'aperçoit bientôt qu'au sein maternel il ne trouve pas seulement l'aliment qu'il convoite, mais aussi la sollicitude dont sa faiblesse a si grand besoin. Il le sent de bonne heure et, avant qu'il ait pu parler, avant qu'il ait pu sourire, il connaît déjà sa mère, il s'attache à elle, ce n'est qu'au son de sa voix, ce n'est que dans ses bras que ses cris s'apaisent. — Il n'a pu vous le dire, Madame, mais il vous aime déjà.

Élevez donc vous-mêmes vos enfants ; n'en soyez empêchées que par les raisons les plus sérieuses. Le docteur Donné va jusqu'à affirmer *qu'il préfère une mère dont la santé soit médiocre à la meilleure des nourrices.*

Mais si la faiblesse de la santé ou certaines conditions sociales rendent l'allaitement maternel impossible, il faut avoir recours aux nourrices.

Je ne dirai rien du choix d'une nourrice. Ce

choix est tellement important, tellement difficile que les parents ne doivent jamais s'en charger eux-mêmes, mais le remettre à leur médecin.

Lorsqu'une nourrice est choisie, les parents la garderont chez eux, s'ils le peuvent, ou, sinon, la surveilleront avec soin. Cette surveillance est indispensable.

Dans les grandes villes — et surtout à Paris — les parents mettent leurs enfants à la campagne par l'intermédiaire des bureaux de nourrices, et ne les voient que très-rarement. Aussi ce défaut de surveillance a-t-il les résultats les plus déplorables. Des hommes de cœur et de talent — le docteur Brochard à leur tête — se sont dévoués à la cause de ces petits martyrs de la cupidité et de la barbarie des nourrices. Ils ont relevé des faits véritablement monstrueux.

« Ils ont établi par des statistiques que plus
« de cent mille enfants meurent chaque année,
« en France, victimes du défaut de surveil-
« lance qui laisse ces enfants à la merci de
« femmes pour lesquelles l'allaitement des
« nourrissons n'est qu'une meurtrière spécu-
« lation.

— « Dans certains départements la morta-« lité des nourrissons s'est élevée jusqu'à « 70 pour 100 ! »

Ces chiffres effrayants ont ému l'opinion publique. La *Société protectrice de l'enfance* a été fondée, œuvre bienfaisante qui a déjà rendu des services et en rendra, sans nul doute, de plus grands encore.

J'insiste sur ces détails pour vous faire voir combien il est nécessaire de surveiller les nourrices et de ne pas abandonner les enfants à leur négligence, à leurs caprices, à leurs préjugés. Cependant il ne faut rien exagérer. On peut encore trouver, comme le dit le docteur Donné, de bonnes nourrices à la campagne, de braves et honnêtes femmes capables de s'attacher aux enfants qu'on leur confie et d'accomplir avec dévouement l'importante mission dont elles sont chargées.

Mais si les parents — le plus souvent pour des raisons de fortune — ne peuvent avoir recours à une nourrice, il reste, comme pis-aller, l'allaitement au biberon. Il vaut mieux incontestablement élever un enfant au biberon *chez soi* que de le remettre à une nourrice étrangère que *l'on ne connaît pas suffisamment et que l'on ne peut surveiller ;* entre deux maux, il faut choisir le moindre.

Je dois prévenir toutefois que les enfants soumis à ce régime ont beaucoup moins de chances de vivre que les enfants allaités par une bonne nourrice et surtout par leur mère. Ils sont plus exposés à toutes les maladies de leur âge. La plupart des enfants nés avec une constitution faible, n'y résistent pas ; ils s'étiolent et dépérissent rapidement. Leur seul moyen de salut est l'allaitement naturel.

Quel que soit le mode d'allaitement mis en usage, il est indispensable de se convaincre que, pendant les cinq ou six premiers mois, le lait doit être la nourriture exclusive de l'enfant. Le préjugé qui porte beaucoup de mères à gorger leurs nourrissons — dès le premier mois — de bouillies et de soupes de toutes sortes, est malheureusement trop répandu. D'après elles, le lait ne suffit pas pour le développement de l'enfant ; il faut une nourriture plus substantielle et plus fortifiante. — « Quel bel enfant ! Il mange comme nous ! » disent-elles, et elles en sont très-fières !

D'abord, leur opinion sur la valeur nutritive du lait n'est pas exacte. *Le lait est un aliment complet. Il contient tous les éléments réparateurs de nos organes.* Un adulte, — et cela se voit assez souvent — peut vivre exclusivement de lait.

Mais la nature elle-même devrait leur apprendre combien grande est leur erreur ! Tous les jeunes animaux ne vivent pendant longtemps que du lait maternel. Se développent-ils moins bien ? En sont-ils moins vigoureux pour cela ?

En imposant à cet estomac de deux ou trois mois, si délicat, si fragile encore, une nourriture trop substantielle, on commet une imprudence semblable à celle dont on se rendrait coupable en donnant au convalescent — qui supporte à peine de légers potages, — des viandes noires et des ragoûts épicés. Une grande partie des maladies d'intestins auxquelles succombent des milliers d'enfants sont dues à ce funeste préjugé.

Il est sage de ne pas donner aux enfants d'autre aliment que le lait jusqu'à l'âge de cinq à six mois.

A partir de cet âge, on peut joindre à l'allaitement quelques aliments légers, tels que les crêmes de riz, les bouillies de farine de froment, d'avoine, de fécule de pommes de terre, d'arrow-root, des coulis, etc. Plus tard, on ajoutera des œufs sous diverses formes, du pain trempé dans l'eau rougie ; enfin, lorsque les dents seront venues, de la viande tendre et facile à digérer.

Ces préceptes pour l'alimentation du nouveau-né sont d'une importance extrême et dominent, je le répète, toute l'hygiène de la première enfance.

Cependant il est nécessaire d'observer quelques autres précautions.

Plus l'enfant est jeune, plus il a besoin de sommeil. Pendant les premiers mois, le sommeil de la nuit ne suffit pas ; il doit dormir une ou plusieurs fois dans le courant de la journée. Donnez-lui, autant que possible, à cet égard, des habitudes régulières.

Prodiguez à l'enfant les soins de propreté. Il est très-bon de l'accoutumer de bonne heure à des bains fréquents, de courte durée (dix minutes au plus), pris dans une eau tiède de 30 degrés centigrades environ. Vers l'âge de six à sept mois, on peut commencer, dans la belle saison, des lavages à l'eau froide.

Ces lavages ont le double avantage de fortifier la santé des enfants par leur action bienfaisante sur le système nerveux et de les rendre beaucoup moins sensibles aux variations de température, moins sujets, par conséquent, aux rhumes, fluxions de poitrine et à toutes les maladies qui sont causées par les refroidissements. Ces frictions à l'eau froide ne présentent, du reste, aucun danger lorsqu'elles sont lestement faites. On passe rapidement le linge ou l'éponge mouillée sur le corps et l'on essuie immédiatement.

Les enfants dont les chairs sont molles et un peu bouffies, qui s'enrhument facilement et dont la poitrine est grasse, suivant l'expression reçue, sont très-heureusement modifiés par l'eau froide.

On doit donner une attention toute spéciale aux soins de propreté de la tête. *Il faut enlever tous les jours par des lotions savonneuses les dépôts* de débris épidermiques qui s'accumulent sans cesse dans les cheveux des jeunes enfants. On évitera ainsi les éruptions de la tête, ces croûtes hideuses que l'on observe si souvent.

Je ne devrais pas avoir besoin d'insister sur des notions d'hygiène aussi élémentaires;

mais elles ont encore à lutter contre des préjugés très-fortement enracinés. Beaucoup de mères ne veulent pas laisser guérir ces croûtes et ces ulcères *parce qu'ils servent, disent-elles, d'exutoires aux humeurs viciées qui peuvent exister dans le sang du nouveau-né.*

Il ne serait pas sans inconvénient, en effet, de détruire brusquement tous ces *maux*, lorsqu'ils existent depuis longtemps. On doit, au moins, les faire disparaître graduellement, sans les respecter davantage. Mais il est plus simple et plus sage de les prévenir en suppléant à l'action dépurative qu'on leur attribue par d'autres moyens inoffensifs, parmi lesquels des soins minutieux de propreté tiennent le premier rang.

Depuis que l'hygiène a pris, dans le traitement des maladies, l'importance qu'elle mérite, toutes ces vieilles théories des humeurs peccantes et de leurs exutoires naturels ou artificiels — les gourmes pour les enfants, les cautères pour les adultes — toutes ces vieilles théories ont heureusement cédé la place à l'observation des lois physiologiques de l'organisme. Assurez la régularité de toutes les sécrétions naturelles ; pour l'enfant, par exemple, entretenez la peau dans un état de propreté parfaite, et vous n'aurez nullement besoin de ces croûtes de lait et de ces gourmes, dont le moindre inconvénient est d'affaiblir l'enfant et de provoquer autour du cou des glandes qui laissent parfois des cicatrices fâcheuses semblables à celles des humeurs froides.

Les idées généralement admises par le public sur les humeurs et la nécessité de leur sortie mènent plus loin encore. Cela est presqu'incroyable, et cependant nous le voyons assez souvent, même en ville : nous voyons des mères nous demander très-sérieusement s'il ne serait pas imprudent de mettre à mort les insectes qui pullulent dans la tête de leur progéniture! On tolère ces horribles bêtes, — en se contentant de les décimer de temps en temps, — sous prétexte qu'*elles mangent le mauvais sang!* Je signalerai seulement de telles énormités, sans leur faire l'honneur d'un mot de discussion.

Pendant les deux ou trois premiers mois, le nouveau-né doit vivre dans une atmosphère très-douce. A sa naissance il sortait d'une serre chaude, et son épiderme délicat ne s'habitue que peu à peu à tous les changements de température du nouveau milieu dans lequel il se trouve.

On ne le promènera que dans la belle saison, en le préservant avec soin des rayons trop vifs du soleil.

Tous les enfants ne sont pas élevés dans des chambres bien closes, près d'un feu toujours entretenu. Beaucoup de ces pauvres petits êtres font, de bonne heure, l'apprentissage de la misère. Si la fenêtre et la porte sont un peu disjointes et que des courants d'air soient à craindre, il est prudent de couvrir la figure de l'enfant, *non avec des tissus de laine qui l'étouffent en empêchant l'air de se renouveler*, mais avec un voile léger de mousseline, tendu de telle façon qu'il ne lui touche pas le visage.

Lorsqu'il commence à se développer, à prendre un peu de force et d'embonpoint, vers l'âge de trois mois, il faut déjà l'accoutumer à des sorties plus fréquentes. La nourrice le portera dans ses bras ou, mieux encore, le traînera dans une petite voiture ; cette manière de promener les enfants me semble très-avantageuse et ne mérite en aucune façon les reproches qu'on lui a prodigués. L'enfant tranquillement couché, peut rester longtemps en plein air sans fatigue pour lui ni pour sa nourrice. De plus, il lui est très-aisé, dans sa voiture, de remuer bras et jambes et de se livrer à un exercice qui lui est fort utile.

Dans la maison, lorsqu'on veut le laisser essayer ses jambes, il faut se garder de mettre en usage les nombreux appareils de suspension qui, tous, serrent sa poitrine et son ventre et gênent sa respiration. Il vaut mieux le laisser au beau milieu d'un appartement, sur le parquet recouvert d'un tapis, après avoir retiré les meubles dont les angles le blesseraient. Là, il pourra se rouler, se coucher, tenter des efforts inouïs et longtemps infructueux pour se redresser de toute sa taille. Il ne tombera jamais que de sa hauteur et le tapis amortira la chute.

Le nouveau-né, élevé dans les conditions que nous venons d'exposer, se développe et grandit. Ses joues s'arrondissent, ses membres sont gras et fermes. Dites qu'il est un bel enfant, et vous verrez le visage de sa mère s'illuminer de joie.

Ses yeux, d'abord fixes et sans regard, distinguent peu à peu les objets extérieurs. Sa physionomie s'anime et devient expressive. Lorsque la mère l'élève elle-même, ces premières ébauches de sourires et de caresses doivent avoir pour elle un charme infini.

Puis, à une époque variable suivant les enfants, en général, vers le sixième ou le septième mois, la première dent apparaît.

On la surveillait avec attention cette première dent. L'enfant, agacé par la douleur, était plus capricieux, criait davantage. La mère était inquiète. Enfin une petite pointe blanche se montre, perçant la gencive. Tout est fini. L'appétit et le sommeil reviennent à l'enfant; la mère retrouve sa gaieté et les joyeuses chansons du berceau.

Cette première dent marque la première étape de la vie. Elle est le point de départ de la crise de la dentition souvent dangereuse pour ce petit être dont la santé est si facile à ébranler. *La dentition est dangereuse, mais elle l'est surtout pour les enfants élevés au biberon ou allaités par une mauvaise nourrice. Le meil-*

leur préservatif contre les accidents de cette période est encore, sans contredit, l'allaitement maternel.

Les dents se succèdent ordinairement dans l'ordre suivant : les incisives moyennes, puis les incisives latérales, les petites molaires et en dernier lieu les canines. Celles-ci se montrent vers le dix-huitième mois.

A quelle époque doit-on sevrer l'enfant? Si la nourrice était robuste et n'éprouvait nulle fatigue, il vaudrait mieux attendre la sortie des canines, ces dernières dents causant plus de trouble que les autres dans la santé de l'enfant. Mais comme elles se montrent souvent très-tard — à dix-huit mois ou deux ans — et qu'il est presque toujours impossible de prolonger l'allaitement jusque-là, l'âge le plus généralement adopté est celui de douze à quinze mois.

Nous recommandons expressément de choisir pour le sevrage, l'intervalle de repos qui suit la sortie de certaines dents et qui précède la sortie des suivantes. Sevrer au milieu d'une évolution dentaire serait exposer l'enfant à deux dangers à la fois.

Il est préférable, à notre avis, de n'arriver

que graduellement au sevrage complet. La transition est moins brusque et moins sensible pour l'enfant qui la subit. Mais il faut un peu de courage pour refuser le sein aux heures accoutumées et rester sourde aux cris et aux petites colères du nourrisson. Beaucoup de mères n'ont pas cette énergie ; elles se laissent chaque jour attendrir et prolongent indéfiniment l'allaitement. Dans ce cas, on doit en finir d'un seul coup, séparer l'enfant de sa mère et ne le lui rendre que lorsqu'il se sera fait à son nouveau régime.

Avec le sevrage se termine la première période de l'enfance.

Le bébé commence à marcher. Il jette ses jambes en avant, à droite et à gauche, sans trop de crainte, parce qu'il sent la main maternelle qui le soutient par derrière. Plus tard, sa mère s'éloigne de quelques pas et l'appelle : il s'élance — non sans hésiter — et franchit la distance, tant bien que mal, pour tomber dans ses bras, avec des rires et des cris joyeux, tout heureux de son audace. C'est le premier pas, le premier battement d'aile.

Il désigne d'abord par des gestes et des sons inarticulés les objets de ses désirs et de ses petites volontés, souvent fort impérieuses. Puis quelques syllabes s'échappent de ses lèvres, et, peu à peu, son langage devient un gazouillement parfaitement incompréhensible pour les profanes, mais deviné par la mère avec une facilité merveilleuse.

Il est extrêmement intéressant de voir ces petits êtres, « ces nids d'âme » comme les appelle poétiquement Victor Hugo, s'éveiller à la vie, d'observer leur curiosité sans cesse en mouvement, leur naïve surprise lorsqu'une impression nouvelle arrive à leur cerveau, leur façon si imprévue et toujours charmante d'exprimer des idées naissantes.

Cette période de transition s'écoule et l'enfant atteint l'âge de trois ans et demi ou quatre ans. Son caractère et ses tendances se dessinent déjà.

Le petit garçon aime le bruit, recherche le tapage, les querelles et même les batailles avec ses camarades. Les Romains revêtaient l'enfant de la robe prétexte et l'adolescent de la toge virile. Chez nous, le petit homme de quatre ans se reconnaît à son premier habit et à sa première culotte.

Regardez-le : comme il en est fier ! Comme il enfonce résolûment ses deux mains dans ses poches ! Comme il a conscience de son importance ! S'il avait une grosse voix, un peu de barbe au menton, il se croirait — en grimpant sur une chaise — tout aussi *homme* que son grand frère.

La fillette fait déjà la ménagère; elle soigne sa poupée, la caresse et la gronde comme une maman en herbe. Elle admire sa robe et rougit de plaisir en montrant à tous les visiteurs ses beaux atours. On voit déjà poindre chez elle ce sentiment de coquetterie qui commence si tôt et finit, dit-on, si tard.

Il est temps désormais de songer à une hygiène nouvelle et de s'occuper de l'éducation physique de la seconde enfance.

Ici, Messieurs, deux méthodes sont en présence ; deux méthodes qui ne se ressemblent guère, comme vous allez le voir.

Dans l'une on vous dit :

« Usez de précautions ; on n'en saurait trop « prendre pour des organisations aussi déli- « cates que celles des enfants. Ne les sortez « jamais lorsqu'il fait un peu de vent, lorsque « le temps est humide, lorsqu'il fait froid ; « couvrez-les toujours plus que moins. Don- « nez-leur une nourriture très-douce : l'esto- « mac des enfants est trop faible pour suppor- « ter des aliments fortifiants. En un mot, les « enfants ne doivent s'élever qu'à force de « petits soins et de précautions infinies. »

Telle est la première méthode ; quant à la

seconde, la voici — c'est Montaigne, notre grand philosophe, qui parle :

« Endurcissez votre enfant à la sueur et au froid, au vent, au soleil, aux hasards qu'il faut mépriser. Otez-lui toute mollesse et délicatesse au vestir et au coucher, au manger et au boire. Accoutumez-le à tout. Que ce ne soit pas un beau garçon et dameret ou une jeune femme sans couleur et sans vie, mais un garçon vert et vigoureux, ou une mère de famille forte et de belle humeur. »

Eh bien, entre ces deux méthodes le choix n'est pas douteux. Le système des précautions excessives est détestable à tous les points de vue et dans tous les cas. Lorsqu'une tendresse aveugle porte les parents à l'adopter, ils rendent le plus mauvais service possible à leurs enfants. Les jeunes gens élevés de cette manière sont mous, lymphatiques, sans la moindre énergie ; leurs chairs sont blafardes et bouffies, colorées tout au plus d'une teinte rosée maladive. Ils sont d'une impressionnalibité extrême aux variations de température. Ils s'enrhument au plus petit courant d'air, au plus léger refroidissement et leurs poumons si faciles à irriter deviennent une proie presque assurée pour la phthisie.

Au nom de leur tendresse même, de leur amour pour leurs enfants, l'hygiène supplie les parents de rejeter cette méthode énervante dont les résultats sont déplorables !

Est-ce à dire qu'on doive conseiller sans restriction et sans exception le système de l'endurcissement tel que l'entendait Montaigne, qui n'y mettait pas de ménagements ?

Non. En hygiène comme en médecine, rien n'est absolu. Il ne faut pas oublier, en effet, que tous les enfants ne se ressemblent pas, qu'ils n'ont pas tous la même vigueur, qu'ils ne supporteraient pas tous, par conséquent, un seul et même régime.

Pour les organisations faibles, chétives, il est prudent de garder certains ménagements : des exercices un peu moins violents ; un choix d'aliments plus sévère ; moins de fatigue intellectuelle et, pour les préserver des variations de température, l'usage de la flanelle sur la peau.

La flanelle ! je ne puis prononcer ce mot sans m'y arrêter un instant. Un auteur bien inspiré devrait faire un poème épique sur la flanelle. Sa verve trouverait dans ce sujet important une mine féconde. Qui pourrait dire, en effet, toutes les querelles que la flanelle a soulevées dans les ménages et dans les familles ? L'un veut l'imposer, l'autre refuse ; de là des discussions interminables. Certaines mères la regardent comme une humiliation pour elles-mêmes et pour leurs enfants. D'autres la prennent avec la conviction d'être préservées par elle de tous les maux. Pour les uns la flanelle est une gêne fort inutile, une habitude dangereuse ; pour les autres elle est presque une divinité protectrice.

Eh bien, Messieurs, l'humble et utile flanelle ne mérite ni cet excès d'honneur, ni cette indignité. Son influence est très-réelle, mais très-simple. Elle se laisse moins vite traverser par la chaleur et par le froid que les tissus de toile ou de coton et la peau qu'elle recouvre n'est pas atteinte aussi brusquement par les variations de température.

Toutes les personnes, enfants ou adultes, qui ne peuvent réellement supporter sans inconvénient les impressions atmosphériques, soit par suite de maladies, soit par faiblesse de constitution, feront donc sagement de se revêtir de flanelle. Quant aux personnes qui n'en ont pas réellement besoin, je leur rappellerai la maxime de J.-J. Rousseau : « La meilleure habitude à prendre est de n'en prendre aucune » — pas même celle de la flanelle.

Mais, ces précautions prises, il faut que l'enfant sorte par tous les temps, qu'il ne craigne ni le vent, ni le froid, ni le soleil; qu'il ne se laisse arrêter que par des conditions atmosphériques exceptionnellement mauvaises et fort rares. Il faut qu'il vive en plein air. On craint qu'il ne s'enrhume : c'est une erreur. Cette vie est en apparence plus exposée, mais en apparence seulement. On le voit bientôt habitué à toutes les intempéries, les braver impunément, aspirer l'air à pleins poumons, le soleil par tous les pores et, sous leur influence vivifiante, son teint se colorer, son œil devenir plus vif, ses chairs plus fermes, sa poitrine plus solide, tandis que son camarade élevé au coin du feu, dans des appartements fermés, restera pâle et chétif et s'enrhumera en traversant un corridor ou près d'une porte ouverte.

Vous savez tous, que la phthisie ou maladie

de poitrine, ce fléau qui fait plus de mal à lui seul que la peste, le choléra et le typhus, est une maladie presque spéciale au jeune âge. Elle s'attaque surtout à l'adolescence, à cet âge où l'on s'ouvre à la vie, à l'espoir, aux riantes illusions. C'est le ver rongeur qui flétrit le bouton sur le point d'éclore, qui détruit la génération naissante.

Or, il n'est pas douteux que la première, la principale cause de la phthisie soit un air vicié. La phthisie n'est plus fréquente à la ville qu'à la campagne que parce que l'air y est moins pur. Élever les enfants dans des appartements où l'air n'est jamais suffisamment renouvelé, les empêcher de respirer à leur aise, de nourrir leurs poumons d'air sain et vivifiant, c'est les livrer presque à coup sûr à cet ennemi terrible.

Mais ce n'est pas tout. Si l'enfant restait en plein air, immobile, sans réagir contre les causes de refroidissement, il serait fort exposé à tous les dangers que redoute la tendresse maternelle.

L'exercice est, pour l'enfant, une des conditions essentielles de bonne santé. « Au lieu de voir les enfants trop sages et trop tranquilles, disait Franklin, j'aime mieux les voir faire le diable et s'exposer à se rompre le cou. »

La plupart des enfants aiment d'ailleurs à jouer, à courir, à s'agiter. Mais il en est qui semblent fuir le mouvement et le bruit. Cela tient presque toujours à un état maladif, à une mauvaise disposition morale et physique. *Il faut à tout prix secouer cette torpeur et imprimer de l'activité à ces natures indolentes et apathiques. Elles ont encore plus besoin que les autres d'exercice et de mouvement*

Parmi les exercices du corps, la gymnastique est, sans contredit, l'un des plus utiles. Elle donne de la souplesse et de la force à tous les membres. De plus, en développant les muscles de la poitrine et des épaules, elle imprime une énergie plus grande à la respiration. La poitrine s'élargit et les poumons se développent proportionnellement.

Les exercices gymnastiques doivent être variés suivant la force de la constitution, suivant l'âge et le sexe. Mais, sagement choisis et gradués, ils sont certainement un des moyens les plus puissants que nous ayons de former des poitrines solides.

Pour qu'il se livre à ses jeux en toute liberté, donnez à l'enfant des vêtements amples et commodes qui ne craignent pas trop la poussière et les éclaboussures et surtout ne gênent pas ses mouvements. « Il doit être habillé pour lui et non pour les autres[1]. » Malheureusement la coquetterie maternelle va souvent jusqu'à sacrifier le bien-être de l'enfant à la mode et à de petites satisfactions de vanité.

Dans la belle saison, on peut laisser les bras et les jambes nus. Il ne faut pas toutefois exagérer ce conseil, comme le font les Anglais, et découvrir les membres par un froid un peu vif. Mettez des vêtements suffisants suivant la rigueur de la saison. Pas d'imprudence inutile, mais surtout pas d'excès en sens opposé. L'habitude des fourrures, des lourds cache-nez, etc., se prend si vite et donne une telle sensibilité au froid qu'il faut en garder soigneusement les enfants. Dans la

[1] Fonssagrives.

maison, les pardessus, les chapeaux et casquettes doivent être mis de côté et réservés pour la sortie.

Je vous ai déjà parlé des lotions froides et de leur action bienfaisante sur la peau qu'elles rendent beaucoup moins sensible aux variations de température. Je n'hésite pas à les recommander avec plus d'insistance pendant la seconde enfance. Faites rapidement, — même en hiver, dans une chambre chauffée, — elles ne présentent pas le moindre danger.

Pendant l'été, les bains de rivière, et, mieux encore, les bains de mer, remplaceront avec avantage les lotions froides. *Nous ne connaissons pas, pour transformer la santé d'un enfant maladif, de moyen plus sûr et plus prompt que l'air de la mer et les bains de mer.* Cette ressource n'est malheureusement pas à la portée de tous.

L'alimentation des enfants réclame aussi des soins particuliers.

Les enfants n'ont pas seulement, comme les adultes, à entretenir leur santé. Il faut qu'ils amassent des matériaux pour la croissance.

Leur estomac sait, d'ailleurs, toute l'importance du rôle dont il est chargé. Il met la plus grande complaisance et la plus grande énergie à remplir ses fonctions. L'enfant peut faire, sans inconvénient, cinq repas par jour.

Il a besoin d'une nourriture saine et substantielle. La charcuterie, les ragoûts épicés, les viandes salées et fumées ne sont pas faits pour lui. Tous les liquides alcooliques lui seront formellement interdits, sauf l'eau rougie et un peu de vin pur après le repas.

Il ne faut donc pas craindre de lui donner une nourriture proportionnellement plus abondante qu'à l'homme fait.

Mais n'oublions pas que *chez l'enfant, comme chez les grandes personnes, l'usage est voisin de l'abus*. On voit souvent un enfant dont l'estomac est rempli demander encore à manger. Il n'est pas de meilleur moyen pour reconnaître la gourmandise de l'appétit vrai que de lui proposer, — non le dessert vers lequel ses mains et ses yeux se dirigent, — mais quelque aliment solide tel que le pain et la viande. S'il n'a pas réellement faim, il battra en retraite avec une moue significative.

C'est un véritable plaisir que d'assister au repas des enfants bien portants. Ils mangent avec un entrain et une satisfaction qu'ils ne cherchent pas à dissimuler. Mais les parents doivent veiller à ce qu'ils ne prennent pas cette mauvaise habitude de manger trop vite. L'estomac est chargé de réduire les aliments à l'état liquide pour qu'ils puissent être absorbés, se mêler au sang et réparer nos pertes. Mais si les aliments ne sont pas suffisamment broyés lorsqu'ils lui arrivent, l'estomac est obligé de les broyer lui-même, de remplir l'office des dents. De là des fatigues de cet organe, des digestions pénibles, etc. [1].

Quelques hygiénistes ont proscrit le sucre de l'alimentation des enfants : c'est exagéré ; mais le sucre pris en certaine quantité enlève l'appétit. On ne doit donc pas en abuser.

Je ne saurais trop recommander de ne pas donner aux enfants beaucoup de fruits et de les choisir parfaitement mûrs. Tout le monde sait que les fruits sont pour eux la cause fréquente d'inflammations d'intestins et de dyssenteries fort graves.

Il est un autre genre de friandises bien

[1] Beaucoup de grandes personnes pourraient mettre à profit ce conseil pour elles-mêmes.

chères à nos jeunes gourmands. Au risque de passer pour cruel et de mériter leur rançune, je dois (c'est un devoir pénible), mais enfin je dois déclarer que les pâtisseries sont choses détestables pour la santé des enfants. Il faut un véritable courage pour interdire les bonbons aux enfants. En voyant leurs jolis yeux briller de convoitise à l'aspect d'un gâteau, une exclamation de joie s'échapper de leurs lèvres, leurs dents blanches se montrer dans un sourire et leur voix devenir tendre et suppliante pour dire ce gros mensonge : « *Maman, j'ai faim* » ; ma foi, beaucoup d'hygiénistes feraient comme les mamans : ils céderaient, mais ils auraient tort ; vous entendez bien : ils auraient tort !

Après une journée si bien employée à promener, à jouer, à manger, le besoin de sommeil se fait sentir. Lockes dit à ce sujet : « On « doit accorder toute indulgence aux enfants « pour le sommeil. Il faut les laisser en cela « se satisfaire pleinement, car il n'est rien « qui contribue plus que le sommeil à l'ac- « croissement et à la santé des enfants. La « seule chose qu'on ait à faire à cet égard, « c'est de déterminer quelle partie des vingt- « quatre heures ils doivent employer à dormir

« — ce qu'il est aisé de résoudre par cette « seule remarque qu'il est très-avantageux « aux enfants de s'accoutumer à se lever de « bon matin. Or, si vous voulez que vos en- « fants se lèvent de bon matin, il faut que « vous leur fassiez prendre l'habitude de « s'aller coucher de bonne heure. »

Ce précepte est excellent et l'expérience en a consacré la valeur.

Il est bon d'habituer l'enfant à coucher la tête nue.

La chambre à coucher doit être assez grande et légèrement chauffée en hiver.

Tous les hygiénistes s'accordent à recommander pour les adultes, mais plus encore pour les enfants, les lits à sommiers avec matelas au lieu de lits de plumes. Ils rejettent formellement les alcôves et les rideaux qui emprisonnent l'air et l'empêchent de se renouveler.

En résumé :

Faites vivre les enfants en plein air. Prenez des précautions raisonnables pour les enfants faibles, mais ne les renfermez pas plus que les autres.

Développez leurs muscles et leurs poumons par les exercices de toutes sortes et surtout par la gymnastique.

Faites-leur prendre dès le berceau l'habitude des lotions froides et, plus tard, des bains de rivière et des bains de mer.

Couvrez-les de vêtements variés suivant la saison, assez épais pour les préserver du froid, pas assez pour les rendre frileux.

Donnez-leur une nourriture saine et substantielle. Choisissez les aliments, mais ne craignez pas de satisfaire un appétit justifié par le travail de la croissance.

Couchez-les sur des matelas, dans un appartement suffisamment aéré et chauffé, sans rideaux, ni alcôves. Mettez-les au lit de bonne heure et faites-les lever de bon matin, en laissant à leur sommeil une durée d'environ dix heures.

Telle est la méthode d'éducation que l'hygiène recommande non-seulement pour les enfants vigoureux, mais plus encore pour les enfants faibles et chétifs.

Personne n'ignore à quel point les vices du sang et la mauvaise constitution des parents sont héréditaires.

Il n'est pas vrai cependant que tous les enfants nés de parents atteints de maladies chroniques héritent nécessairement de ces maladies ; que tous les enfants nés de parents poitrinaires soient nécessairement poitrinaires. Mais tous y sont plus ou moins prédisposés.

La manière dont on élève ces enfants est pour eux une question de vie ou de mort.

Un mauvais système d'éducation les livrera, presque à coup sûr à l'ennemi qui les menace, tandis qu'en les soumettant aux préceptes que nous venons d'indiquer, leur constitution se transformera, les germes des maladies héréditaires s'effaceront peu à peu et finiront par disparaître sans laisser de traces.

Si ces conseils étaient entendus, si les parents avaient la sage énergie de les suivre, nous verrions diminuer le nombre des enfants lymphatiques, sans couleur et sans vigueur; nous aurions moins souvent la douleur d'assister au spectacle navrant de ces pauvres phthisiques qui s'éteignent lentement, péniblement, bercés de toutes les illusions de leur âge, rêvant au printemps, aux fleurs, au soleil, à l'avenir : triste rêve qui s'achève dans la tombe ! [1].

[1] Tout ce qui précède s'applique aux enfants des deux sexes.

Lorsqu'arrive un certain âge, les parents n'ont plus à se préoccuper seulement de l'éducation physique de leurs enfants, mais aussi de leur éducation intellectuelle.

Avant d'aller plus loin, je recommanderai tout d'abord de ne pas songer à cultiver trop tôt l'intelligence de l'enfant. La loi établit une limite d'âge pour l'entrée des enfants dans les manufactures. Il est regrettable qu'elle ne puisse fixer également l'âge auquel on pourra commencer leur culture intellectuelle.

En forçant de trop bonne heure ces jeunes plantes, en stimulant trop vite ces jeunes cerveaux, on détermine presque toujours un arrêt de développement dans les forces physiques et divers accidents cérébraux, de sorte qu'en ruinant la santé, on ruine en même temps l'intelligence. La plupart des enfants dont on a fait de petits prodiges à 7 ou 8 ans, ne sont plus à 15 ans que des êtres malingres et fort peu intelligents. Avec cette imprudente précipitation, on arrive donc au résultat inverse de celui qu'on se proposait d'atteindre.

Mais il ne suffit pas de ne pas faire travailler l'enfant trop jeune, il faut, lorsque ses études sont commencées, ne pas le pousser trop vite, ni demander à son intelligence plus qu'elle ne peut donner sans danger. Malheureusement un grand nombre de parents ne comprennent pas l'importance de ce conseil. « Il ne s'agit plus pour eux, dit le professeur « Fonssagrives, d'élever sur des bases solides « et durables l'édifice de la santé de leurs en- « fants, mais bien plutôt de les faire arriver « vite dans cette course des positions et des « carrières où se pressent les générations ac- « tuelles avec une fébrile activité. L'hygiène « est sacrifiée à l'ambition, et Dieu sait quels « hommes promettent à la société ces enfants « débiles, étiolés, nerveux, usés avant la lutte, « auxquels on a fait tout faire, excepté ce qu'il « fallait pour devenir sains et vigoureux ! »

Fonssagrives a profondément raison. Le genre de vie auquel les jeunes gens sont condamnés dans les colléges est meurtrier. J'ai pris des renseignements précis sur ce sujet ;

j'ai sous les yeux des chiffres exacts, le nombre d'heures de récréations et d'études, et je ne puis m'expliquer qu'un pareil système d'éducation ait jamais été mis en usage.

Je ne citerai que deux exemples : tous les collèges se ressemblant à peu près et ceux dont je vais parler étant des moins mal partagés au point de vue hygiénique.

Au Lycée d'Angers, la journée est de quinze heures : le lever à cinq heures et demie, le coucher à huit heures et demie. Sur ces quinze heures, sauf le jeudi et le dimanche, deux heures et demie sont réservées pour les récréations, une heure et demie pour les repas et le passage d'un exercice à l'autre, *sept* heures pour l'étude, *quatre* heures pour la classe : *onze heures de travail intellectuel !*

A l'École des Arts, la journée est également de quinze heures, divisées comme il suit :

Une heure pour les repas, sept heures moins un quart de travail manuel, six heures d'études, une heure et un quart pour les récréations. — *Une heure et un quart de récréations pour douze heures et demie de travail !*

Ces chiffres, mieux que tout autre démonstration, mettent en évidence ce que je ne puis m'empêcher d'appeler l'absurdité de notre système pédagogique.

Mais, Messieurs, un homme, dans la force de l'âge, supporte à peine un travail manuel de douze heures. La plupart des journées d'ouvriers sont réduites à moins. — *Les enfants de l'École des Arts travaillent douze heures et demie par jour !*

Demandez donc aux esprits les plus actifs de soutenir un travail intellectuel quotidien de onze heures? Vous ne trouverez qu'un petit nombre d'hommes capables de cet effort *pendant un certain temps.* — Or, *dans tous les colléges, des enfants soutiennent pendant huit ans un travail intellectuel de onze heures par jour!*

Et dans quelles conditions hygiéniques!

Cinquante ou soixante élèves sont rassemblés dans la même salle, presque toujours trop étroite pour un tel nombre d'enfants. Tous ces poumons respirent activement et, joints aux appareils d'éclairage, ne tardent pas à vicier l'air. Lorsqu'on entre dans une salle d'études, on est presque toujours asphyxié par des bouffées d'air lourd, étouffant et des plus malsains.

De plus, les pupitres sont ordinairement trop bas, ce qui force les jeunes gens à se pencher constamment, position dangereuse pour l'estomac et le cerveau, mais surtout pour les poumons.

En somme, immobilité trop prolongée dans des attitudes souvent mauvaises — atmosphère viciée par la réunion de trop de jeunes gens dans des salles trop étroites — travail intellectuel exagéré — exercices physiques trop courts et, dans beaucoup de collèges, une alimentation insuffisante, on conviendra qu'il est difficile de réunir plus de conditions favorables pour faire des poitrinaires!

Et, si l'on réfléchit que les victimes de cette hygiène déplorable sont des enfants, des jeunes gens dont le tempérament n'est pas formé, qui appartiennent à cet âge où les bonnes, comme les mauvaises influences physiques, laissent des traces profondes qui ne s'effacent plus pendant toute la durée de la vie, on est effrayé des résultats funestes d'un tel système d'éducation.

Je n'exprime pas ainsi un avis isolé. Tous les hygiénistes, tous les écrivains qui se sont occupés de l'enfance signalent ce danger et n'hésitent pas à le mettre au nombre des causes les plus actives de la dégénérescence qui menace en ce moment la race humaine.

Lorsqu'on expose ces faits déplorables aux directeurs des colléges, ils répondent qu'ils n'y peuvent rien. Les programmes officiels des examens sont tellement chargés que, pour les faire parcourir aux élèves, il est impossible de restreindre davantage les heures d'études.

Je ne rechercherai pas aujourd'hui [1] la valeur de cette objection et les moyens de la résoudre. Mais je constate que les colléges actuels sont « *une geôle de jeunesse captive* » comme le disait Montaigne, un véritable tombeau pour beaucoup d'enfants.

Je constate que le mal existe, qu'il atteint une gravité extrême et qu'il est urgent d'y porter remède.

Loin de moi la pensée de rabaisser en quoi que ce soit l'importance de l'éducation intel-

[1] Cette question des colléges est d'une importance considérable. L'auteur se propose de la traiter d'une manière complète dans un ouvrage spécial.

lectuelle à laquelle l'homme doit sa véritable supériorité !

Les parents qui s'imposent des sacrifices pour donner à leurs enfants une instruction aussi élevée que possible, font preuve du dévouement le plus noble et le plus intelligent.

Mais est-ce à dire qu'il faille négliger à ce point l'éducation physique pour ne songer qu'à l'éducation intellectuelle? qu'il faille s'efforcer de faire des savants précoces pour les voir mourir à vingt ans ou rester épuisés par ces labeurs prématurés ?

Non, Messieurs. C'est là une des plaies de nos mœurs actuelles. Nous réclamons énergiquement, nous, hygiénistes, au nom de l'ambition bien entendue des parents, au nom de l'avenir des enfants, au nom de l'intérêt de la société tout entière !

Nous avons pris l'enfant au berceau. Nous l'avons conduit pas à pas jusqu'à la jeunesse. C'ést à lui maintenant de savoir se guider et de voler de ses propres ailes.

Jusque-là il était faible et désarmé. Nous avons plaidé sa cause le plus simplement, mais le plus fermement possible.

Nous avons eu à le défendre contre bien des ennemis : contre les préjugés dont il est trop souvent la victime, contre la tendresse même de sa mère, contre ses propres convoitises, contre la férule du maître et l'odieux système d'éducation actuel.

Cette mission était douce à remplir. Quelle sympathie n'inspire pas l'enfant si touchant dans sa faiblesse, si gracieux, si naïf dans son ignorance de la vie !

Ceux qui ne sont pas attirés par ces yeux si calmes et si purs dont la douceur et la sérénité s'imposent, ceux qui ne sentent pas le charme de l'enfance, ceux-là nous les plaignons !

Puisse cette conférence être utile à l'enfant ! Puisse-t-elle contribuer à le faire élever d'après une méthode plus sage et plus rationnelle qui lui donne une santé meilleure, qui sème plus de roses sur ses joues, plus de rires joyeux sur ses lèvres ; qui assure à ses jeunes ans plus de vie, de bonheur et d'avenir !

Angers, 21 janvier 1872.

ANGERS, IMPRIMERIE P. LACHÈSE, BELLEUVRE ET DOLBEAU.

154

www.ingramcontent.com/pod-product-compliance
Ingram Content Group UK Ltd.
Pitfield, Milton Keynes, MK11 3LW, UK
UKHW020343220726
13923UKWH00004B/1550